AF402391

CHOLERA-MORBUS,

ou

DISCUSSION SUR SA NATURE,

LE TRAITEMENT QU'ON DOIT LUI OPPOSER

Et la manière de s'en préserver;

PAR

Le Dr. **J.-L. MICHU** (de Crémieu).

Le Cholera-Morbus n'est pas contagieux;
mais s'il l'était, le meilleur moyen d'en
préserver la France serait, en cas de
guerre, d'en repousser l'ennemi.

PRIX : 1 FR. 50 C.

Paris,

CHEZ L'AUTEUR, RUE DE LA JUSSIENNE, N. 25.

TERRY, LIBRAIRE, PALAIS-ROYAL;

ET LES PRINCIPAUX LIBRAIRES.

1831.

DU

CHOLERA-MORBUS.

Monsieur le docteur Foy a écrit une lettre sur le cholera-morbus, datée de Varsovie, le 18 juillet dernier, et insérée depuis dans les journaux de médecine. L'aveu qu'il y a fait de l'impuissance des moyens employés jusqu'à ce jour contre l'épidémie qui règne en Pologne, témoigne de la modestie qui est toujours la compagne du véritable savoir : qu'il en soit félicité.

« Le cholera-morbus très-violent, qui date de plusieurs jours, est le plus ordinairement (trois fois sur quatre) au-dessus de toutes les ressources de l'art. » C'est ainsi que s'exprime M. le docteur Foy.

Lorsque de quatre malades atteints de la même affection, et traités de la même manière, un seul survit, est-ce au traitement qu'il doit son salut, ou bien, chez lui, la nature, plus forte, n'a-t-elle pas triomphé de la maladie sans l'aide du traitement? Le doute est assurément permis sur ces deux questions, ce qui rend plus sombre encore l'assertion de M. le docteur Foy.

Si la médecine est impuissante lorsque la maladie permet pendant plusieurs jours d'en expérimenter les ressources, que peut-on en attendre lorsque les malades succombent dans l'espace de quelques heures? « Nous ne savons plus que faire (a écrit M. le docteur Foy) contre un fléau aussi prompt et aussi terrible. »

Ces paroles désespérantes m'ont frappé, comme un cri de détresse qui a dû retentir à l'esprit de tous les médecins, et réclamer, au nom puissant de l'humanité, le concours empressé de leur zèle, de leurs lumières et de leur dévouement : c'est une dette dont j'éprouve le besoin d'acquitter ma part, et dont j'offre ici le faible tribut.

Lorsqu'en médecine l'expérience heureuse s'est prononcée, la théorie n'a plus rien à dire; mais lorsque les faits se réunissent pour attester l'impuissance de l'art, c'est au raisonnement éclairé et judicieux qu'il appartient de proposer de nouveaux moyens ou d'autres méthodes de traitement, et d'en motiver l'application : tel est l'objet de cette publication.

Quelle est la nature du cholera-morbus? Son nom indique que c'est une maladie causée par la bile. *Sydenham, Morgagni, Pinel,* et beaucoup d'autres médecins , l'ont rangé parmi les maladies bilieuses : néanmoins l'inflammation des membranes muqueuses gastro-intestinales l'accompagne souvent et semble même la constituer; mais cette inflammation est un effet dont l'état morbide de l'appareil biliaire est la cause directe. Ainsi je pense, quant au cholera-morbus sporadique spontané, non épidémique qui, on le sait, se manifeste en tout temps , en tous lieux, et n'attaque que certains individus qui y sont prédisposés et chez lesquels des causes particulières, souvent indéterminées, peuvent le faire naître.

Le cholera épidémique, au contraire, se développe toujours sous l'influence de causes générales qui, dépendantes du climat, de la saison, de la température, des lieux malsains, des pays humides et marécageux, des expéditions maritimes, des temps de guerre, etc., deviennent communes à certaines contrées , peuvent atteindre une grande partie de la population, et donner à la maladie un caractère plus ou moins meurtrier, selon la nature et le nombre des causes qui se sont réunies pour la produire.

Le cholera peut régner épidémiquement, et n'être dû qu'à l'élévation et à la durée extraordinaire de la température ou à d'autres variations de l'atmosphère, dépendantes simplement de la saison ou du climat : la maladie conserve alors les caractères du cholera-morbus sporadique, et constitue l'épidémie *simple* de cette maladie.

Si, aux causes nées de la température ou du climat, il en survient qui vicient l'atmosphère en y introduisant des miasmes délétères, ainsi que cela arrive dans les lieux où vivent rassemblées un grand nombre de personnes, comme dans les prisons, les vaissaux, les hôpitaux, les camps, etc., et que les individus soumis à l'ensemble de ces causes y soient, en outre, prédisposés par les privations, les fatigues et toutes les impressions physiques et morales qui sont communes aux gens de guerre, le cholera présentera tous les accidens des maladies les plus dangereuses : ce sera une affection typhoïde analogue à beaucoup d'égards à la fièvre jaune, et peut-être plus meurtrière, mais qui en diffère par certains caractères que j'indiquerai plus bas. Telle est la maladie épidémique qui ravage en ce moment les contrées parcourues par les armées russes et polonaises, et qui caractérise l'épidémie qu'il convient d'appeler *typhoïde*.

Ainsi, le cholera-morbus peut régner épidémiquement en conservant ses caractères essentiels, ce qui constitue *l'épidémie simple*; ou bien il peut se compliquer d'accidens qui en changent la nature et déterminent *l'épidémie typhoïde*.

Est-il raisonnable, dans cet état de choses,

de prétendre qu'on peut trouver un spécifique propre à guérir le cholera? Je ne le pense aucunement. *Le calomel, l'oxide de bismuth, l'huile de Cajeput* et tant d'autres remèdes préconisés ou à préconiser, peuvent, je ne le nie pas, trouver place dans un système de médication, comme auxiliaires des autres moyens que doit réclamer le traitement rationnel du cholera typhoïde ; mais il serait peu sage de compter sur les propriétés spécifiques d'un seul médicament.

La plupart des substances dont on peut tirer utilement parti contre le cholera ont été mises en usage; et, chose affligeante, il faut le dire, chacune a eu en général, ses partisans et ses détracteurs, ce qui ne peut s'expliquer que par leur application faite, à mon avis, dans des circonstances oui et non opportunes.

En résumé, ce n'est que par un plan de médication sagement combiné, et par un choix fait avec discernement parmi les remèdes que possède la thérapeutique, et dont l'action est connue, qu'on obtiendra tous les résultats qu'il est permis d'espérer dans le traitement du cholera typhoïde.

A moins d'agir empyriquement, tout médecin qui veut se rendre compte de l'action des médicamens qu'il prescrit, doit préalablement établir le diagnostique de la maladie, et l'envisager dans l'état où se trouve momentanément le malade.

Pour me conformer à ce précepte, justifier mes assertions précédentes, et ne pas dépasser les limites que je me suis prescrites, je vais résumer et traduire en propositions mon opinion sur le cholera-morbus, osant espérer que les praticiens instruits et judicieux apprécieront les raisonnemens et les considérations que je pourrais produire pour les développer et leur servir d'appui.

PROPOSITIONS

ÉTIOLOGIQUES ET DIAGNOSTIQUES.

1° Le cholera sporadique est une maladie bilieuse avec concommittence d'une irritation gastro-intestinale plus ou moins intense. Lorsqu'il devient épidémique, sans que l'atmosphère contienne aucun principe délétère, il n'est pas beaucoup plus dangereux dans un cas que dans l'autre : les indications du traitement sont les mêmes dans les deux cas.

2° Partout où vivent rassemblées un grand nombre de personnes, l'atmosphère ne tarde pas à être viciée, et elle le devient de plus en plus en raison de la durée de leur séjour dans le même lieu : alors s'établit l'altération de l'air atmosphérique qui progressivement affaiblit l'action vitale et produit l'innervation.

Le cholera, ainsi que toutes les maladies qui se développent dans une telle circonstance, ont toujours un caractère dangereux, et sont d'autant plus funestes qu'elles attaquent des individus déjà énervés par de grandes fatigues, des privations, la crainte, le découragement, etc.

3° Le cholera typhoïde diffère de la fièvre jaune par plusieurs caractères, dont la distinction me semble nécessaire pour établir le diagnostique de chacune, et les modifications que réclament leurs traitemens; les voici :

La fièvre jaune se développe rarement lorsque la chaleur atmosphérique reste au dessous de 22° du thermomètre de Réaumur; on ne l'a jamais observée qu'au voisinage de la mer, le long du cours des grandes rivières, dans les contrées marécageuses ou qui sont rendues humides par les vents qui s'élèvent des marais, ce qui la met au rang des maladies endémiques. *Les miasmes végétaux, et surtout l'humidité* dont l'action prolongée tend à relâcher la texture des organes, appartiennent plus immédiatement aux causes de la fièvre jaune. Ces phénomènes semblent montrer en quelque sorte la nature réagissant simultanément du centre à la circonférence, et s'épuisant par la diversion de ses efforts; enfin c'est une maladie dont la membrane muqueuse est plus spécialement le siége primitif, et à laquelle le système biliaire ne participe que secondairement (1).

Le cholera, au contraire, se manifeste sous toutes les températures, bien que les grandes chaleurs puissent le rendre plus intense. On l'a observé dans toutes les saisons et dans tous les pays : c'est une maladie qui a son point de départ dans le système hépatique, à laquelle participe la membrane gastro-intestinale, organes sur lesquels se concentre plus spécialement la réaction morbide. Le cholera typhoïde paraît enfin dépendre plus directement *de l'action délétère des émanations animales* (2).

(1) Dans mon ouvrage intitulé : *Doctrine médicale expliquée d'après les théories enseignées depuis Hippocrate jusqu'à M. Broussais*, Paris 1824, j'ai développé les principes émis dans cet opuscule, et j'en ai fait l'application à l'étiologie des maladies en général, et principalement à celle de la fièvre jaune. Je m'explique ainsi page 148 : « Je suis porté à croire que l'ictère et les déjections qui appartiennent à la fièvre jaune, celles qui ont lieu dans certaines maladies adynamiques, les échimoses scorbutiques, les pétéchies, les mélanoses, sont le produit d'un sang plus ou moins privé de son stimulus et de sa force plastique, mode d'altération qui toujours dépend d'un état de débilité propre à la texture organique. M. le docteur Breschet avait déjà incliné à cette opinion, quant aux mélanoses et à l'ictère de la fièvre jaune. (*Mémoires de la Société médicale d'émulation*, octobre 1821.)

(2) Je suis persuadé que les maladies qui se dévelop-

4° Dans le choléra typhoïde et dans la fièvre jaune, le danger est d'autant plus menaçant que l'innervation est plus grande , et les progrès de celle-ci paraissent être principalement en raison de l'action délétère de l'atmosphère respirée.

Le choléra typhoïde me paraît être une sorte d'asphixie lente, une maladie qui a lieu sous l'influence d'une atmosphère où l'air vital, le *pabulum vitæ* est altéré ou en défaut ; et, comme l'a dit judicieusement M. le docteur Foy, où l'hématose ne se fait pas ; en un mot, c'est une maladie où le foie et la membrane muqueuse gastro-intestinale supportent les premiers accidens , et dont

pent au milieu des camps , et qui sont particulières aux armées, ont un caractère différent, selon qu'elles se manifestent en temps de paix ou en temps de guerre. En effet, après le carnage des champs de bataille , l'incurie ou l'impossibilité de soustraire les cadavres d'hommes et de chevaux à une putréfaction qui vicie toujours l'atmosphère, et lui communique ses miasmes délétères ; la grande quantité de poudre brûlée dans des combats sans cesse renouvelés, ce qui altère l'air et peut modifier la direction des vents ; l'état agité et souvent par secousses des affections de l'ame, que peuvent produire les alertes et les chances si incertaines de la guerre, sont des causes particulières dont les résultats, encore peu apréciés, et qui pourtant auraient bien besoin de l'être, doivent nécessairement changer la nature des maladies des armées en temps de guerre, et leur donner un caractère que n'ont pas celles qui ont lieu en temps de paix.

une espèce d'asphixie et l'innervation sont des phénomènes indépendans : d'où je conclus que l'innervation provient de l'action délétère de l'air atmosphérique, et qu'au lieu d'être un effet de *l'irritation des organes* qui, dans le cholera simple, sont primitivement affectés, elle est un épiphénomène qui en modifie essentiellement la nature et la marche, et peut servir à expliquer *cet état catarrhal particulier*, désigné par M. Double, dans son Rapport sur le cholera-morbus, fait dernièrement à l'Académie de Médecine. Les propositions qui suivent viennent à l'appui de celle-ci.

5° Les résultats de l'autopsie cadavérique, tels qu'ils ont été observés par divers médecins et surtout par M. Foy, sont moins propres à déterminer le siége positif de la maladie qu'à en expliquer les accidens progressifs , accidens qui semblent attester que le sang, dépouillé du principe vital, ne porte plus aux organes l'excitant naturel qui leur est nécessaire, de telle sorte que la vie paraît s'affaiblir et cesser, par un refus de concours de l'ensemble des fonctions vitales.

6° C'est par la respiration principalement que se propage le cholera typhoïde , et qu'il devient épidémique, et non par l'effet d'un simple contact, soit avec les malades, soit avec les objets qui ont servi à leur usage. Cette maladie peut se

développer à certaine distance du foyer d'infec-
tion, sous l'influence des vents qui en trans-
portent le principe; mais on ne doit pas perdre de
vue que l'enceinte de ce foyer est toujours relative à l'étendue des pays ravagés par la guerre.

Lorsque , comme cela arrive dans certains
cas, le cholera thyphoïde devient promptement
mortel, c'est probablement par la cessation
subite des fonctions des poumons, ainsi que cela
a lieu dans l'asphyxie par les gaz délétères, ou
par l'inaction complète du cœur, lorsque le sang
cesse de l'exciter.

On peut juger, d'après les principes que je viens
d'exposer, que je n'admets la contagion ni de
la fièvre jaune, ni du cholera typhoïde; et pour
que ma conviction ne puisse pas être soup-
çonnée , *je prends ici l'engagement de me sou-
mettre en toutes occasions aux épreuves les plus
propres à constater que le cholera-morbus n'est
pas contagieux,* et je me réunis avec empres-
sement à M. le docteur Chervin, dans le vœu
qu'il a émis sur le besoin d'être secondé par le
gouvernement, afin de pouvoir faire des expériences qui établiraient d'une manière décisive,
*si le cholera-morbus et la fièvre jaune sont ou
ne sont pas des maladies contagieuses* (1).

(1) M. le docteur Chervin a exprimé à ce sujet, avec
toute la conscience d'un homme éclairé et convaincu,

PROPOSITIONS THÉRAPEUTIQUES.

En me conformant aux propositions que je viens d'établir sur l'étiologie et le diagnostic du

dans deux lettres fort remarquables, et rendues publiques, l'une adressée, le 1er juillet dernier, à M. le président du Conseil, et l'autre à M. le Ministre du Commerce, le 28 du même mois; lettres auxquelles on n'a pas, ce me semble, accordé assez d'égards.

Depuis lors pourtant l'Académie royale de médecine a consacré, par l'adoption du rapport qui lui a été fait le 8 août 1831 sur le cholera-morbus, une opinion qui autorise manifestement le vœu de M. le docteur Chervin; en voici les termes : « Encore que le cholera-morbus, dont nous venons de tracer l'histoire, soit primitivement essentiellement épidémique, on doit cependant inférer des faits que, dans certaines circonstances, *il a pu se propager* par migration de personnes, et quand ces faits n'auraient de valeur que pour *suggérer des soupçons* ou *faire naître des doutes,* un devoir sacré obligerait encore de s'y arrêter, d'ordonner des mesures et de prendre des précautions en conséquence: ainsi le veut la prudence des nations. »

Quoi! *des faits qui n'auraient de valeur que pour suggérer ou faire naître des doutes* sur la contagion du cholera, suffiraient pour faire rejeter des expériences qui, sans déroger aucunement aux précautions que peut demander la prudence la plus exigeante, conduiraient à démontrer que cette maladie n'est pas contagieuse ! Cela ne pourrait être long-temps ainsi sans qu'il soit permis

cholera-morbus, je me trouve directement con-
duit à satisfaire aux indications qui seraient à
remplir , telles qu'elles sont résumées dans
le Rapport académique de M. Double , et
qui consistent, 1° *à réchauffer la peau*, 2° *à
combattre l'affection ou l'élément catarrhal ,
3° à relever l'innervation.* Je ne fais donc que
céder à ma conviction, en proposant mon système de traitement et en le dirigeant dans cette
vue.

1° *Réchauffer la peau.* Cette médication est
effectivement la première qu'il importe de
remplir; c'est par elle qu'on peut espérer de
modifier en majeure partie les accidens typhoïdes du cholera. Pour obtenir un tel résultat,
on doit bien moins compter sur l'action de la
chaleur artificielle que sur les moyens propres
à exciter les fonctions de l'appareil respiratoire,
qui est le foyer de la chaleur naturelle.

Dans cette vue, on doit se proposer de puri-
fier l'atmosphère et de lui restituer tout son oxi-
gène. L'oxide de sodium (liqueur de Labarraque)
ne saurait être négligé en pareil cas. Toutefois
l'excitant des fonctions normales des poumons

d'accuser ceux que l'autorité consulte et qui l'entretien-
draient dans l'erreur. On doit espérer que le vœu de
M. Chervin s'accomplira un jour , et qu'il sera solen-
nellement reconnu que le cholera n'est pas contagieux.

n'est peut-être pas le meilleur moyen de les stimuler dans tous les genres de maladies où leur action a besoin d'être relevée.

La respiration de la vapeur de l'éther est, à mon avis, une des choses les plus efficaces qu'on puisse employer dans cette circonstance. *Une* saignée au début de la maladie, et proportionnée, en général, à l'état habituel des forces, me paraît inévitable et rationellement indiquée, en vue de faciliter la circulation, et, par ce moyen, d'entretenir la chaleur générale. Les résultats des observations faites par divers médecins, et particulièrement par MM. les docteurs Leo et Foy, viennent à l'appui de mon opinion.

Des frictions faites sur tout le corps, et renouvelées d'heure en heure, et même plus souvent, avec de l'alcool camphrée, et non avec du vinaigre, ainsi qu'on l'a conseillé, et précédées toujours de frictions sèches.

Des linimens où l'on fera entrer l'éther, l'opium, le camphre, l'ammoniaque, modifiés avec sagacité et précaution.

L'usage des linges chauds et autres objets propres à provoquer la chaleur dans l'intervalle des frictions, tels sont les moyens de médication externe les plus convenables pour réchauffer la peau.

2° *Combattre l'affection ou l'élément catar-*

rhal. Dans le cholera sporadique, et dans l'épidémie simple de cette maladie, l'irritation catarrhale se présente dans l'état normal qui lui est propre. Dans ce cas, le traitement ne reclame en général que l'usage des boissons antiphlogistiques, telles que l'eau d'orge, l'eau de veau, l'eau de poulet, seules ou avec du sirop de violettes (*Sydenham*), la limonade, l'orangeade, l'eau de groseilles (*Pinel*), l'eau de gomme, les sangsues à l'épigastre (*M. Broussais*), et, selon tous les bons observateurs, l'emploi modéré des calmans, lorsqu'à la suite des évacuations survenues en abondance ou avec efforts, les accidens persistent avec la même intensité. Administrés dans cette circonstance, les calmans modifient la sensibilité qui est si exaltée dans cette affection, et favorisent ainsi l'action des anti-phlogistiques.

Dans le cholera typhoïde, l'état morbide a *changé de nature* : le même traitement devient insuffisant, les évacuations n'amènent plus de soulagement, l'irritation n'a plus le même caractère; on doit enfin moins envisager le point de départ de la maladie que les accidens ou les épiphénomènes qui en contrarient la marche ordinaire.

Serais-je si loin de la vérité, en présumant qu'il existe de l'analogie entre l'état catarrhal du cholera typhoïde et les plaies qui dégénèrent en pourriture d'hôpital, et que la fièvre concomitante qui survient dans l'un et l'autre cas, n'est pas sans quelque ressemblance? Je ne le pense pas, et même cette opinion, qui satisfait ma raison, peut tout à la fois être justifiée par les divers traitemens qui ont été employées jusqu'à ce jour, et par les modifications qu'il me paraît rationnel de leur faire subir. En effet, si les antiphlogistiques qui sont employés contre le cholera simple sont insuffisans contre le cholera typhoïde, il faut bien avouer que l'irritation dont les organes digestifs seraient le siége, ne doit pas être de la même nature dans les deux cas.

On a remarqué que l'opium employé seul avait causé du délire, ce qui n'avait pas lieu lorsqu'on le combinait avec le camphre : d'où j'infère que les calmans ne doivent être employés en général, dans le cholera, qu'à dose modificative de l'état local, et de manière à ne pas agir sur le cerveau.

Ici apparaît le précepte qui défend l'usage des opiacés contre l'état inflammatoire, et qu'on doit modifier en admettant qu'il ne convient de les employer que dans le but d'en limiter l'action à l'organe malade. Cette manière de raisonner a déterminé, depuis plus de vingt ans, les circonstances où j'ai dû faire usage des calmans, et je puis affirmer que la sanction de l'expérience lui est formellement acquise.

3° *Relever l'innervation.* Les moyens les plus propres à relever l'innervation sont ceux que j'ai indiqués dans la 1re et la 2me division de mes propositions thérapeutiques; néanmoins, bien que j'admette que l'innervation dépende principalement, dans le cholera-typhoïde, de l'action délétère des miasmes respirés, et que le système de médication que j'ai proposé sous ce point de vue, soit, à mon avis, le plus rationnel, on doit aussi prendre en considération la part que peuvent avoir dans le développement de la maladie, les fatigues et les privations.

Le défaut d'une alimentation suffisante, et les fatigues portées à l'excès, agissent avec plus de lenteur, d'une manière différente et peut-être plus radicale pour opérer l'innervation : d'où se fait sentir le besoin d'apporter quelques modifications dans le choix et dans le mode d'application des choses propres à la relever.

Cependant on ne négligera, dans aucun cas, l'ensemble des moyens que j'ai précédemment indiqués ; seulement, les évacuations sanguines devront être moins abondantes ; on insistera davantage sur les préparations camphrées, dont l'action diffusible est plus durable ; le massage de tout le corps, les amers et des substances nutritives choisies et données à propos, produiront sans doute de bons effets ; les gelées végétales

2

faites avec la viande des jeunes animaux, le salep, les fécules et les substances analogues, peuvent convenir dans cette circonstance ; mais on ne doit jamais perdre de vue que c'est comme agens thérapeutiques, et non comme alimens, qu'il faut envisager ici l'usage de ces derniers moyens.

Médication précise, ou quelques formules à l'usage du cholera typhoïde.

Après avoir indiqué les principes généraux d'un système de traitement convenable au cholera typhoïde, j'ai jugé utile de publier quelques formules, dont le médecin qui aura à traiter cette maladie pourra apprécier les effets probables, et en faire tel usage que sa raison et les circonstances lui suggéreront.

BOISSONS : L'orangeade, la limonade, les sirops de groseilles, de framboises, de capillaire, de gomme, de guimauve, donnés dans de l'eau et en quantité plus ou moins abondante, selon que les malades peuvent les supporter ; il sera toujours utile d'y ajouter du *laudanum* de Sydenham, ou *du laudanum* de Rousseau, de manière à ce que le malade ne prenne que *quinze gouttes* du premier médicament, et *dix gouttes* du second, dans l'espace de vingt-quarte heures, ce qui doit obliger à en calculer la dose selon la quantité de boisson dont le malade peut faire usage.

La décoction légère de quinquina, les infusions de camomille ou de feuilles d'oranger, et opiacées de la même manière, seront employées lorsque l'état modéré de l'irritation semblera le permettre.

POTIONS : Elles doivent être plus ou moins opiacées , selon que les boissons le seraient aussi ; mais on doit toujours avoir soin de ne donner que l'équivalent *d'un grain d'opium* en vingt-quatre heures, et fractionné le plus possible ; les formules suivantes sont combinées dans cette vue.

N° 1. *Prenez :* huile d'amandes douces, *une demi-once,* où l'on fera dissoudre *dix grains de camphre,* eau de pivoine et sirop de guimauve, de chaque *trois onces,* extrait gommeux d'opium, *un grain.*
A prendre par cuillerée à café d'heure en heure.

N° 2. (1) *Prenez :* Huile et camphre comme pour la potion précédente, éther sulfurique , *un gros,* eau de laitue et sirop de violettes, de chaque *six onces,* laudanum de Rousseau, *dix grains.*
A prendre de la même manière.

(1) J'ai employé cette potion le 11 juillet dernier, pour madame Mig.., à Ménilmontant, n°. 68. Cette dame, âgée de cinquante-quatre ans, a beaucoup d'embonpoint;

LAXATIFS : La constipation a quelquefois lieu dans le cholera, et il peut être utile de tenir le ventre libre.

elle vit dans l'aisance et a l'habitude d'une nourriture saine et choisie; elle s'était fatiguée pendant plus de huit jours aux soins d'un déménagement, lorsque tout-à-coup elle fut prise, le soir, d'une colique très-vive, accompagnée de légers frissons et de selles séreuses et fréquentes. Elle prit d'elle-même de l'infusion de tilleul et de l'éther, qu'elle jugea lui avoir été contraire, par la raison que son état avait empiré.

Je vis la malade quinze heures après l'invasion de la maladie ; elle éprouvait avec beaucoup d'intensité les symptômes dont je viens de parler, et de plus elle avait des vomissemens et des nausées continuelles, depuis plusieurs heures; son visage, qui est ordinairement plein et coloré, était affaissé et d'une pâleur terne remarquable; la peau était froide et un peu moite, le pouls était à peine sensible; la douleur abdominale n'était que peu douloureuse au toucher.

Je prescrivis, outre la potion indiquée, la limonade gommée et des lavemens faits avec la décoction de têtes de pavots, et le liniment désigné sous le n° 1 de ce mémoire.

Je redoutais un événement promptement funeste ; aussi fus-je bien agréablement surpris, à ma visite du lendemain, de trouver la malade presque sans souffrance; le pouls était un peu relevé, la physionomie moins abattue, quoique toujours terne; les évacuations, plus rares, étaient écumeuses et accompagnées de tenesmes, dont la malade fut soulagée par les lavemens camphrés, pré-

Un grain d'émétique, dissout dans une demi-pinte d'eau, où l'on ajoutera *une once* de sirop de capillaire ou de violettes, et que l'on administrera en six fois, par intervalle d'une demi-heure, produira presque toujours le départ des évacuations alvines.

LAVEMENS : Ils agissent naturellement comme laxatifs, mais dans le choléra typhoïde, ils conviennent non-seulement dans ce but, mais encore lorsque les évacuations sont abondantes, afin de modifier la sensibilité des gros intestins, et par suite probablement tout l'organisme. Dans cette vue, qu'il y ait ou non constipation, on se trouvera bien de faire usage des lavemens composés suivans.

parés selon la formule n° 1 désignée plus bas. La santé fut rétablie complètement en quelques jours,

Depuis lors, j'ai lu dans la *Lancette française,* que M. le professeur *Bouillaud* avait communiqué à l'Académie de Médecine une observation du choléra, recueillie à l'hôpital St.-Louis par M. *Lemasson,* et qu'une potion analogue à celle que j'avais prescrite avait également produi de forts bons effets; en voici la formule :

Prenez : Eau distillée de laitue. . . . *quatre onces.*
   —   Eau de fleur d'orangers. . . *un gros.*
   —   Sirop de sucre. . . . . . . *deux onces.*
   —   Laudanum de Rousseau. . . *un scrupule.*
   —   Éther sulfurique. . . . . . *un gros.*

N.° 1. *Prenez* : Camphre, *cinq grains* dissous dans du jaune d'œuf, laudanum de Sydenham , *dix gouttes*, et comme véhicule, eau simple, eau de laitue ou de cerfeuil.

N.° 2. *Prenez* : Décoction de deux gros de quinquina pour trois demi-setiers d'eau, laudanum de Rousseau , *dix gouttes*.

Les lavemens doivent être donnés trois fois par jour ; et mieux encore, en six fois divisés par moitié ; la première formule doit obtenir la préférence à beaucoup d'égards, surtout lorsque l'irritation est extrême, et que les évacuations sont fréquentes.

OPIAT. *Prenez* Thériaque , *une once*, extrait de quinquina , *deux gros*, extrait gommeux d'opium , *quinze grains*.

Cet opiat, qui porte mon nom, et dont j'ai publié la formule dans plusieurs ouvrages, a une action si remarquable pour relever l'épuisement des malades attaqués de la phthysie , qu'il me semble permis d'en espérer de bons effets, et qu'on peut le prescrire avec confiance dans le cholera typhoïde ; on en donne *douze grains* toutes les six ou huit heures , *on pourrait y ajouter un gros de camphre.*

LINIMENT : Leur nature doit varier selon l'effet qu'on veut obtenir, et en raison du siége où il convient de les appliquer ; ils doivent être employés comme calmans, sur les parties douloureuses.

Dans le cholera simple, j'ai prescrit, en vue de calmer et avec un succès remarquable, le liniment suivant, désigné sous le n° 1.

N° 1. *Prenez :* Huile d'amandes douces, *trois onces*, audanum de Rousseau, *trois gros*, éther sulfurique, *un gros*.

N° 2. *Prenez :* Huile d'amandes douces, *trois onces*, camphre, *un gros*, éther snlfurique, *un gros*, Il doit être employé comme excitant sur la région du cœur; si on voulait porter l'excitation sur la colonne épinière, on pourrait remplacer l'éther par l'ammoniaque liquide.

VÉSICANS : Les vésicatoires tiennent un rang distingué parmi les excitans ; tous les médecins connaissent les moyens qu'on peut employer à cet effet ; mais dans le cholera typhoïde, la farine de moutarde, ou l'eau chaude, appliquées comme moyen d'excitation à la plante des pieds ou sur le trajet de la colonne épinière, et mises en usage avec les précautions convenables, doivent être préférées, à cause de la douleur plus prompte et plus durable qu'elles occasionnent.

Qu'il me soit permis de le dire ici: toute la médecine n'est pas dans les livres, elle n'y sera jamais ; il y a des choses, observables seulement au lit des malades, qui sont indicibles, et qui ne peuvent être bien appréciées et prises en judicieuse considération que par le médecin qui, ayant le vrai génie de son art, a beaucoup lu, beaucoup vu et beaucoup réfléchi.

Cette question est principalement fondée sur la difficulté de bien saisir les indications thérapeutiques que présentent les maladies en général, et sur la nécessité de n'employer que des médicamens dont l'action soit bien connue, ou dont on puisse présumer logiquement les résultats ; c'est en effet de leur choix et de leur application faite à propos ou à contre-temps, que dépendent incontestablement les succès ou les revers du médecin.

Précautions à prendre pour se préserver du cholera-morbus.

Les effets des précautions qu'il convient de prendre pour se préserver des maladies en général, ne sont pas absolus ; c'est-à-dire que lorsque les causes qui donnent lieu à une épidémie agissent, toutes choses égales, sur un nombre déterminé de personnes, les unes en subissent l'influence, tandis que les autres parviennent à s'y soustraire, ce qui dépend de la prédisposition relative des individus, et sert à expliquer pourquoi les uns ne subissent pas l'épidémie ; pourquoi, parmi ceux qui en sont atteints, il y

en a qui succombent et d'autres qui se réta-
blissent. Ceci est dit pour qu'on n'accuse pas
comme inutiles les mesures préservatives qu'il
convient d'observer ; ces mesures sont de deux
sortes : les unes qui sont l'objet de l'hygiène publique, les autres qui appartiennent à l'hygiène
privée.

Précautions d'hygiène publique.

La limite que je me suis imposée ne me permet pas d'entrer dans de longs détails sur les
moyens de salubrité, dont le soin regarde l'autorité. Bien que je ne sois pas partisan de la
contagion, ni par conséquent des cordons sanitaires pour empêcher les progrès d'une épidémie, la prudence réclame des éloges pour la
sollicitude des gouvernemens qui, agissant à
bonne intention, ordonnent en ce moment les
dispositions conformes à l'usage établi, et aux
précautions qui jusqu'ici ont servi à les diriger.

Un autre moyen de précaution que tous les
médecins doivent approuver, vient d'être adopté
à Paris par M. le préfet de police ; il consiste
dans la création d'un bureau de salubrité, com-
posé de deux médecins et d'un pharmacien atta-
chés à chaque quartier, et mis en communauté
d'action avec un commissaire de police.

Une seule chose, mais importante, doit pa-
raître répréhensible dans cette mesure : c'est la

manière dont s'est fait le choix des médecins et
des pharmaciens destinés à ce service. Ce sont
MM. les commissaires de police qui ont été
chargés de les désigner; le médecin de chaque
commissaire et celui de leurs greffiers auront
été choisis probablement; et, à moins de convenir que, sans distinction de mérite, tous les
médecins sont également capables de remplir
cette mission, l'intérêt public réclamait peut-être,
pour l'organisation de ces bureaux, un autre
mode d'élection.

N'ayant pas ici à m'occuper en détail des mesures sanitaires que prescrit l'hygiène publique,
je me bornerai à indiquer les principaux objets
qui entrent dans ses attributions.

La propreté des rues, les arrosemens, l'en-
lèvement des fumiers, l'écoulement des eaux
stagnantes, le curage des égouts, l'inspection
des ports et des marchés, la surveillance des
substances destinées à la nourriture du peuple;
l'inspection des prisons, des hôpitaux, des salles
de spectacle, des professions insalubres, des
inhumations, des casernes, des maisons d'édu-
cation, des ateliers, sont toutes choses dignes
de l'attention particulière de l'autorité, partout
où peuvent se développer le cholera typhïde ou
d'autres maladies analogues.

Il y a un point sur lequel l'hygiène publique

et l'hygiène privée doivent se réunir: je veux parler des plombs, et des lieux d'aisance, dont l'usage est commun à plusieurs locataires dans beaucoup de maisons, et dont la malpropreté porte une mauvaise odeur dans l'atmosphère, la vicie essentiellement, et lui donne un caractère d'autant plus malsain, qu'elle demeure concentrée, et peut pénétrer dans l'intérieur des ppartemens.

L'hygiène privée ne peut donner que des conseils; l'hygiéne publique, au contraire, peut être coërcitive, et doit intervenir d'une manière quelconque pour obliger solidairement les locataires de chaque maison à maintenir dans un état constant de propreté, les plombs, les lieux d'aisance, l'escalier et les abords de leurs demeures.

Précautions d'hygiène privée.

L'hygiène privée a pour objet de diriger les habitudes domestiques ou la vie privée. La salubrité intérieure du domicile, les vêtemens, les soins du corps, la nourriture, l'état moral, font partie de son domaine, et en sont les principales divisions; leur examen est indispensable, afin de déterminer les précautions qu'il convient de prendre pour se préserver du cholera-morbus.

Salubrité du domicile. Aérer les appartemens plusieurs fois dans le jour, en ouvrant les croisées; les entretenir dans un état de propreté habituelle; y garder le moins long-temps possible les effets destinés au blanchissage et les vases qui contiennent les déjections ; en éloigner les arbustes et les fleurs odorantes; veiller à ce que les cheminées ne fument pas, surtout lorsqu'on consomme du charbon ou d'autres corps analogues; déposer dans chaque pièce de l'appartement un flacon d'éther faiblement bouché, ou un morceau de camphre d'une demi-once à une once, ou bien encore des cuvettes qui contiendront du chlorure de sodium, choses que je recommande expressément, et qui sont indispensables partout où le cholera peut se manifester.

Vêtemens et soins du corps. Les vêtemens doivent être propres et conformes à la saison; on doit changer souvent de linge, se tenir le corps propre, en prenant un bain par semaine, se faire souvent des frictions sèches sur la peau; éviter les excès de température, et surtout les alternatives brusques du chaud et du froid; avoir soin également de ne pas se refroidir trop promptement quand le corps est en sueur.

Nourriture. Elle doit être suffisante et de bonne qualité; les excès de table doivent être soigneusement évités ; il faut s'abstenir des alimens qui sont réputés indigestes ou malsains, tels que les viandes et les poissons salés, fumés ou avancés; on doit aussi s'interdire l'usage trop abondant des fruits et du melon, mais principalement lorsqu'ils sont de mauvaise qualité.

En parlant d'éviter les excès de table, j'ai compris en même-temps les boissons et les alimens : l'excès du vin ou des liqueurs produit momentanément un état de faiblesse qui prédispose particulièrement au cholera-morbus ; mais l'usage toujours modéré d'un vin de bonne qualité bu frais, pur ou mêlé avec de l'eau, selon l'habitude, peut entrer dans le régime des personnes qui cherchent à se prémunir contre cette maladie.

État moral. La disposition de l'esprit et du caractère, les effets des passions débilitantes déterminent la susceptibilité des individus à recevoir l'impression des causes productives et immédiates des maladies en général.

L'état moral le plus propre à donner lieu au cholera-typhoïde, est certainement la crainte d'en être attaqué ; le calme et la tranquillité de l'esprit sont donc fort nécessaires. Il suffit de réfléchir aux sages précautions que prescrit le gouvernement, dans le doute de la contagion, et de se fier à l'assurance donnée par un grand nombre de médecins, que le cholera-morbus n'est pas contagieux, pour obtenir la sécurité dont on peut avoir besoin ; mais un moyen meilleur encore de ne pas rester sous l'empire de la peur, c'est de se préoccuper des soins et des précautions qui sont recommandés pour s'en préserver.

Si le calme de l'âme est nécessaire, il est donc bien essentiel d'éviter les passions qui peuvent le troubler, et, autant qu'il est possible, de contenir celles qui nous subjuguent dans les limites que la raison peut leur imposer. On doit surtout se prémunir contre les emportemens de la colère, et se pénétrer, pour tous ceux qui nous entourent, des émotions qui charment et reposent le cœur.

Les personnes habituées aux méditations du cabinet doivent éviter les fortes contentions de la pensée ; et celles dont les productions de l'esprit seraient difficiles, ne doivent pas ajouter aux causes prédisposantes du cholera-morbus, les fatigues énervantes d'un travail pénible.

Ici est le terme que j'ai voulu donner à ce petit ouvrage ; j'ai évité qu'il fût plus volumineux, afin qu'il obtînt plus de lecteurs ; je l'ai écrit dans un but unique, celui de le rendre utile.

Je ne saurais écrire un mot sans que ma raison puisse le concevoir, ou que ma conviction s'en soit pénétrée ; ma raison et ma conviction, je n'ai pas eu d'autres guides ; ce sont elles qui ont dicté mon épigraphe : « Le cholera-morbus n'est pas contagieux ; mais s'il, l'était le meilleur moyen d'en préserver la France serait, en cas de guerre, d'en repousser les ennemis. »

P. S. Monsieur MOREAU DE JONNES, dans le rapport qu'il a fait au Conseil de santé supérieur, donne le nom de choléra pestilenticl au choléra typhoïde qui règne actuellement en Russie. Selon lui, cette maladie tirerait son origine de l'Indoustan, d'où elle aurait fait irruption en Europe; de telle sorte, que les causes si nombreuses dont j'ai donné la nomenclature dans ce mémoire, et qui, pour tout esprit dégagé de prévention, suffisent sans doute pour en expliquer le déveleppement, ne mériteraient que peu d'égards aux yeux de cet auteur.

J'estime infinimet Monsieur Moreau de Jonnes, pour son grand savoir; mais je suis persuadé que ses idées comme géographe ont beaucoup nui à ses opinions comme médecin.

Monsieur le docteur TANCHOU vient de proposer l'assainissement de l'atmosphère, au moyen d'un appareil qui, adapté aux réverbères, aurait pour effet de répandre dans l'air la vapeur de *l'oxide de sodium.*

La plupart des lieux habités n'ayant pas de réverbères, et comme moyen de placer le remède plus près de la source du mal, ne serait-il pas possible d'ajouter à l'équipement militaire une gourde, ou un autre vase convenable, propre à contenir et à faciliter la vaporisation de l'oxide de sodium. Cette question, que je pose sans la résoudre, ne saurait affaiblir en aucune manière le mérite de la proposition de Monsieur Tanchou.

Messieurs les docteurs Coster et Barbier ont proposé contre le choléra l'usage du quinquina. Je suis convaincu des bons effets qu'il peut produire. Son action, dans les fièvres intermittentes pernicieuses, est , à mon avis, moins due à ses propriétés comme spécifique de l'intermittence, que comme excitant de la force nerveuse.

J'ai déjà posé en principe que, dans les maladies typhoïdes, plus la réaction vasculaire était faible, plus l'innervation était grande, et que, dans ce genre d'affection, l'atonie nerveuse était même portée à un plus haut degré, lorsque la maladie était continue, que lorsque elle était intermittente ; ce qui justifierait hautement l'administration des préparations de quinquina contre le choléra typhoïde.

Voir ma *Doctrine Médicale*, page 406, coroll. XII, et suiv.

Ouvrages de l'Auteur.

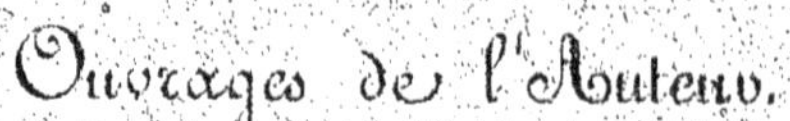

1. PLAN DE TOPOGRAPHIE MÉDICALE, précédé d'une es-
quisse sur les tempéramens. *Rouen*, 1809.　　　2 fr.

2. MONOGRAPHIE des Fièvres adeno-méningées. *Paris*,
1813.　　　1 fr.

3. OBSERVATION sur un Épanchement sanguin dans la
poitrine, présumé consécutif, suivi de Réflexions ; *Mémoires de la Société médicale d'Emulation*. 1821.

4. OBSERVATION pour servir à l'histoire des Hydatides ;
Annales du Cercle médical, première année.

5. OBSERVATION pour servir à l'histoire de la Rage et
des maladies causées par la frayeur, suivie de réflexions.
Paris, 1822.

6. DOCTRINE MÉDICALE, expliquée d'après les théories
enseignées depuis Hippocrate jusqu'à M. Broussais.
Deuxième édition.　　　5 fr.

7. DISCUSSION MÉDICO-LÉGALE sur la Monomanie homi-
cide, à propos de la fille Cornier. *Paris* 1826.　　　2 fr.

8. TRAITÉ sur la Goutte et le Rhumatisme.　　　2 fr.

9. MÉMOIRE sur le Catarrhe de la vessie, sur la difficulté
d'uriner, les fleurs blanches, les catarrhes pulmonaires,
les asthmes, etc.　　　2 fr.

10. MANUEL DE MÉDECINE ET DE CHIRURGIE, à l'usage du
peuple, 2e édition. (*sous presse.*)　　　2 fr. 50.

Se trouvent à Paris :

L'AUTEUR, RUE DE LA JUSSIENNE, n° 25.

Imprimerie de POUSSIN.